Pocos Carbohidratos, Más Grasa 101

20+ Mejores Recetas y Planes Alimenticios LCHF Semanales, LCHF Explicado, Dieta Cetogénica y Entrenamiento Adaptado a la Grasa

Extras gratis

Como Estaba Prometido, Aquí Tienes Tu Hoja De Repaso GRATIS Sobre Dietas Adaptadas A La Grasa Que Uso Con Mis Clientes

CLICK AQUÍ Para Llevarte Tu Copia

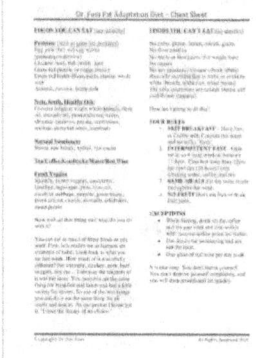

Si Quieres Libros Kindle Gratis Que Son Líderes En Ventas Enviados A Su Correo Una Vez Por Semana

CLICK AQUÍ

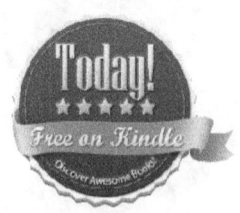

Tabla de contenidos

Advertencia Médica

Usted entiende que cualquier información que se encuentre en este libro es únicamente para fines educacionales e informacionales. Usted entiende que tal información no pretende ni es ningún tipo de consejo médico.

Usted entiende que dicha información es de ninguna manera completa o exhaustiva, y que, como resultado, no abarca todas las condiciones, desconciertos, problemas de salud, o sus respectivos tratamientos. Usted entiende que debería de consultar siempre a su médico o a cualquier otro profesional sanitario para determinar la idoneidad de esta información para su propia situación o si tiene alguna pregunta con respecto a una condición médica o plan de tratamiento.

Usted entiende que los productos o cualquier reclamación relacionada con estos productos no ha sido evaluado por la Administración de Alimentos y Medicamentos de Estados Unidos(USFDA) y no están aprobados para diagnosticar, tratar, curar o prevenir enfermedades. Como tal, usted reconoce que no está confiando de ninguna manera que la USFDA haya aprobado tales productos o reclamaciones.

Usted acepta no utilizar cualquier información que contenga este libro, incluyendo, pero no limitándose a descripciones de productos, testimonios de consumidores, etc. para el diagnóstico y tratamiento de cualquier problema de salud o para la prescripción de cualquier medicina o tratamiento.

Usted reconoce que todos los testimonios que se encuentran en nuestro libro son estrictamente la opinión de la persona y cualquier resultado que esta persona haya conseguido es de naturaleza individual; tus resultados pueden variar.

Usted entiende que dicha información está basada en la experiencia personal y no es un sustituto para obtener asesoramiento médico profesional. Usted debería consultar siempre a su médico o a cualquier otro profesional sanitario antes de cambiar su dieta o de empezar un programa de ejercicios.

En consonancia con lo anterior, usted entiende y acepta que no somos responsables ni asumimos ninguna responsabilidad por cualquier información contenida en este libro, así como su creencia en ella. En ningún caso seremos responsables de daño directo, indirecto, consecuencial, especial, ejemplar, u otros daños relacionados con el uso de la información contenida en este libro.

Este libro ofrece información sobre salud, estado físico y nutrición y está diseñado para fines únicamente informacionales y educativos. Usted no debería usar esta información como reemplazo de, ni lo reemplaza, asesoramiento médico profesional, diagnóstico, o tratamiento. Por favor, discuta todas las cuestiones médicas o nutricionales con su proveedor de atención sanitaria. Si tiene alguna duda o pregunta sobre su salud, usted debería siempre consultar a un médico u otro profesional sanitario.

La Administración de Medicamentos y Alimentos no ha evaluado las declaraciones realizadas en este libro. Las declaraciones mencionadas en este libro no tienen la intención de diagnosticar, tratar, curar o prevenir cualquier enfermedad.

No pase por alto, evite o retrase la obtención de asesoramiento médico de tu profesional sanitario por algo que hayas podido leer en este libro. El uso de la información proporcionada en este libro está únicamente bajo su propio riesgo.

Los avances en investigación médica pueden afectar la información sobre salud, estado físico y nutrición que aparece en este libro. Ninguna seguridad puede darse de que la información contenida en este libro va a incluir siempre los desarrollos o descubrimientos más recientes en relación con esa materia particular.

Se cree que la información proporcionada en este libro es precisa en el momento en el que se creó y fue basada en investigación y en nuestro mejor juicio. Sin embargo, como en cualquier material impreso, la información puede volverse obsoleta con el paso del tiempo. La información de este libro puede contener imprecisiones técnicas o errores tipográficos. La información puede ser cambiada o actualizada sin previo aviso.

Todos los usuarios están de acuerdo en que el acceso y uso de este libro está bajo su propio riesgo. Este libro o el autor no asume ninguna responsabilidad por la información contenida en él, ya sean daños directos, indirectos, consecuenciales, especiales, ejemplares, u otros tipos de daños; incluyendo pérdidas intangibles, como resultado de: (i) el uso o la imposibilidad de utilizar nuestro libro, nuestros servicios, o cualquier servicio o producto de una tercera parte; o (ii) declaraciones o conductas de cualquier tercero.

Si está en Estados Unidos y piensa que tiene una emergencia médica o de salud, llame inmediatamente a su profesional sanitario, o al 911.

Introducción

Te doy las gracias por tomar tu tiempo en descargar este libro: Pocos Carbohidratos, Más Grasa 101: 20+ Mejores Recetas y Planes Alimenticios LCHF Semanales, LHCF Explicado, Dieta Cetogénica y Entrenamiento Adaptado a la Grasa.

Este libro habla sobre el tema de la Dieta Baja en Carbohidratos y Alta en Grasa, y te va a enseñar todo lo que necesitas saber sobre la dieta LCHF.

Cuando acabes de leer este libro, tendrás conocimiento sobre cómo funciona la dieta LCHF y también sobre algunas comidas y consejos que puedes usar para conseguir tus objetivos.

Una vez más, gracias por la descarga del libro, ¡Espero que lo encuentres útil!

Capítulo 1: Acerca de la Dieta LCHF

Puede que te estés preguntando lo que es la dieta LCHF y cómo iniciarte en ella. Bien, este capítulo va a entrar en los detalles de esta dieta, lo que representa, y algunos matices de este tipo de dieta. Aquí se recoge bastante información, y este capítulo va a decirte todo lo que necesitas saber sobre esta reseñable dieta.

¿Qué es la dieta LCHF?

Bien, es esencialmente que no se come muchos carbohidratos, pero en su lugar, se come mucha grasa.

La típica dieta americana contiene muchos carbohidratos. Necesitamos carbohidratos, pero no se deberían tomar en exceso, pues, si echas un vistazo a tu dieta, verás que tomas alrededor de diez veces la cantidad necesaria por día. Es por eso que muchas personas mantienen la grasa que hay en su cuerpo; se bombean a sí mismos llenándose de carbohidratos 24/7.

La grasa se ha tomado como algo negativo los últimos años por mucha gente. Se le ve como al diablo porque la gente piensa que lo que te hace gordo es la grasa. Pero, en realidad, no es así. Los carbohidratos no son tan necesarios como la gente piensa, pero la grasa te mantiene más lleno, te permite quemar todo el exceso de peso en tu cuerpo, y en general, es mucho más nutricional. Además, estás ayudando a tu cuerpo en lugar de dañarlo.

En esencia, la dieta baja en carbohidratos y alta en grasa es un cambio en el estilo de vida para ayudar a que tu cuerpo se vuelva más eficiente al quemar la grasa y para ayudar a que tu cuerpo funcione de manera correcta. Cuando termines el libro, verás lo que implica para un individuo, y por qué es necesario entender todos los detalles. Para algunas personas, puede parecer una dieta difícil, pero al final del día, no es tan mala.

La Ciencia Detrás de la Dieta LCHF

Puede que también te estés preguntando si hay alguna ciencia detrás de este tipo de dieta. Bien, la hay, y es posible perder una gran cantidad de peso con esta dieta. Es especialmente útil para personas con enfermedades del corazón y con diabetes. En los últimos años, se ha realizado mucha investigación sobre la dieta LCHF. Un estudio reciente muestra cómo aquellos que siguen una dieta LCHF han reducido el riesgo de tener diabetes de tipo 2. Todos los participantes en el estudio tenían sobrepeso, tomaban medicamentos para el colesterol, y sufrían alguna enfermedad del corazón. Uno de los primeros estudios realizados sobre esta dieta se hizo en 1955, cuando James Hayes MD, cardiólogo, sentía curiosidad para ver si la dieta LCHF incrementaba el colesterol malo o los niveles de LDL. Puso a 23 de sus pacientes obesos con enfermedades del corazón a seguir una dieta LCHF por 6 semanas. En conclusión, aunque sus pacientes siguieron tomando medicamentos para bajar el colesterol, algo espectacular ocurrió, al final de las 6 semanas habían perdido, de media, un 5.2% de peso corporal y su colesterol había permanecido constante, pero el nivel de triglicéridos había bajado.

En promedio, todos aquellos que siguen esta dieta pierden alrededor del 5% de grasa corporal después de 6 semanas, lo que significa que, usando únicamente esta dieta, una persona que pesa 200 libras (91 kg) puede perder al menos 10 libras (5 kg).

Lo que es increíble es que la investigación está demostrando que esta dieta no tiene efectos perjudiciales sobre los niveles de colesterol, pero en cambio, está aumentando el colesterol bueno.

Existen también informes sobre la retirada de la placa aterosclerótica de las arterias de una persona, la cual es la causa de enfermedades cardiovasculares y de ataques al corazón. Los niveles de glucosa en sangre e insulina también descendieron, lo que ayudó a aquellos que eran pre-diabéticos a detener los problemas de azúcar en sus análisis. Hay muchos estudios realizados sobre este tema, y muchos tipos de dietas bajas en carbohidratos y altas en grasa aparecieron por esta razón, como Atkins, y también Weighwatcher. Cuando empieces con una dieta LCHF debes seguirla al pie de la letra, si así lo haces, está científicamente probado que te ayudará a perder peso.

Riesgos de la dieta LCHF

Mientras que esta dieta es perfecta para mejorar la salud corporal, también conlleva algunos riesgos. Deberías ser cuidadoso con estos riesgos si sientes que intentas llegar a la cetosis o a un estado cetogénico.

La cetosis se define como la producción de los llamados cuerpos cetónicos que provienen del metabolismo de la grasa. Cuando quemas más grasa como combustible te encuentras en estado cetogénico o, como yo lo llamo, en estado de adaptación a la grasa. Aunque hay bastantes beneficios para la salud, también hay cosas en las que debemos fijarnos.

La primera es la mala salud intestinal. Si tienes una mala salud intestinal con la que empezar, puede causarte muchos problemas a menudo con la dieta LCHF. Deberás mejorar tu salud intestinal con muchos vegetales y algunos probióticos además de comer mucha grasa y no muchos carbohidratos. Comer vegetales fermentados, como el kimchi o el chucrut, puede ayudar a tu flora intestinal. También podemos suplementar con kombucha, un té fermentado con cultivos de bacterias vivas. Si sufres un intestino poco saludable, también puedes probar a suplementar con glutamina en polvo. Discutiremos más sobre este tema más tarde.

A menudo en esta dieta, si tu objetivo es la cetosis, deberás asegurarte de no exceder los 50 gramos de carbohidratos. Si los excedes, será mucho más complicado llegar al final, así que sé listo y controla mientras estés en esta dieta, y ten cuidado con la ingesta excesiva de carbohidratos.

Si ya consumes una gran cantidad de grasa y proteína y comes frutas y vegetales limitados, a la vez que aumenta la masa muscular, puedes estar desarrollando una inflamación crónica en el cuerpo. Esto puede venir de la cantidad de radicales que se forman a partir del aumento de consumo de productos con origen animal. Para mucha gente, si consumes pequeños vegetales y frutas, puedes tener una menor capacidad antioxidante, y a menudo, es una deficiencia que sufren aquellos que siguen una dieta baja en carbohidratos y alta en proteínas. Puedes tomar un suplemento de vitaminas solubles en agua, que ayudan a aumentar la capacidad antioxidante del cuerpo. Las vitaminas solubles en agua son las vitaminas A, C, y E, o las vitaminas ACE.

Otra cosa a tener en cuenta es los movimientos intestinales. Con dietas altas en grasa y especialmente altas en proteína tu digestión puede volverse más lenta y puedes resfriarte. Una gran solución para esto es asegurarse de que también ingieres muchos vegetales y otras comidas que contengan fibra.

Evidentemente, antes de meterte en este tipo de dieta, debes consultar a tu doctor. Haz esto antes de empezar, así puedes reducir el riesgo de cualquier cosa que pueda producirse como resultado de la dieta.

¿Cuáles son los beneficios de la dieta LCHF?

Hay, de hecho, un montón de beneficios para la salud de la dieta LCHF, y hay muchas buenas cosas que pueden ocurrir tras usarla y convertirla en parte de tu estilo de vida.

Para empezar, cuando sigas la dieta LCHF, podrás perder peso. Comerás menos, pero te sentirás saciado, y tus niveles de insulina no alcanzarán un pico y luego se estrellarán como hacen normalmente. Esto dará como resultado una disminución de la resistencia a la insulina.

No tendrás la sensación de tener hambre tan a menudo debido al aumento de la calidad de los alimentos que consumes y también te sentirás saciado durante un mayor período de tiempo.

También ingerirás más comidas ricas en nutrientes. Muchos de estos alimentos están llenos de vitaminas y minerales, que te llevarán en un camino hacia una mejor salud en el futuro mientras uses esta dieta.

Junto con esto, también te darás cuenta de que la grasa en áreas problemáticas, como el estómago, empezará a desaparecer, reemplazada con un cuerpo de buena apariencia, y que se siente bien. La grasa visceral es la grasa que rodea tus órganos y que augura desastres para tu cuerpo si se encuentra en grandes cantidades. Una vez que empieces a meterte en la cetosis con la dieta LCHF vas a notar una reducción en la grasa visceral, y esto puede provocar un gran impacto en tu salud. Recuerda que no es tanto lo que sentimos, sino cómo nos curamos.

En general, cuando se hace la dieta LCHF, puedes mejorar tu vida, haciéndola mejor, más disfrutable, y con menos enfermedades y dolencias. Si sientes alguna vez que quieres deshacerte de las toxinas negativas del cuerpo, prueba la dieta LCHF, ya que se ha demostrado que reduce las enfermedades cardiovasculares y toda una serie de problemas de salud.

La dieta LCHF es perfecta para aquellos que buscan mejorar su cuerpo de numerosas formas. Los siguientes capítulos te enseñarán simplemente cómo se hace, qué puedes hacer mejor, y varios elementos que están asociados con la dieta LCHF.

Capítulo 2: La Pirámide Alimenticia Cetogénica

La pirámide alimenticia cetogénica es bastante fácil de entender. Hay 3 elementos claves que deberían preocuparte sobre esta dieta, y deberías atender a esto antes de empezar.

Grasa

La grasa es, normalmente, lo que añades en grandes cantidades cuando trabajas con la dieta cetogénica y LCHF. La dieta cetogénica se apoya principalmente en esto, así que debes asegurarte de que cuando estés trabajando con esta dieta, un 75% de tu dieta debería ser grasa.

La grasa debería ser saturada y no saturada, pero asegúrate de que la grasa saturada no esté hecha por el hombre como en las carnes procesadas o modificadas genéticamente (GMO). Asegúrate de que las grasas saturadas son naturales, lo cual ayudará a tu cuerpo a entrar en cetosis, por lo que serás capaz de quemar grasa mucho mejor.

Cuando se entra en estado cetogénico o de adaptación a la grasa es cuando realmente se empiezan a ver resultados. Tomarás mucha grasa, y casi nada de carbohidratos, así que debes empezar a darte cuenta de la cantidad de grasa que ingerirás cuando sigas este tipo de dieta.

Como regla general, si consumes 2.000 calorías diarias deberías consumir, aproximadamente, 56-78 gramos de grasa. Sé que parece mucha grasa, pero existen muchos trucos para realizar esto, así que quédate conmigo.

Proteína

La proteína es la siguiente parte más extensa de esta pirámide, y significa alrededor del 20% de lo que vas a tomar cada día. Las proteínas suelen encontrarse en las grasas, como carnes magras y vegetales. La proteína es lo que le ayuda a que el músculo crezca. Sin embargo, un elemento importante de la proteína, que solemos olvidar, es que cuando la tomamos no ingerimos suficiente fibra, lo que va a resultar en problemas digestivos e inflamación. Cuando estés pensando en empezar esta dieta, deberías monitorizar tu ingesta de fibra, lo cual puede ayudarte a entender la dieta en la que vas a entrar. Las mejores fuentes de fibra con pocos carbohidratos son las semillas de lino y chía.

La proteína es algo de lo que deberías estar pendiente en tu dieta. Muchos de nosotros, cuando hacemos este tipo de dieta, depositamos nuestra confianza en las proteínas que son muy a menudo muy simples, como la proteína en polvo. Deberías tomar, principalmente, muchas proteínas ricas en nutrientes como las que encontramos en carnes de animales que han vivido libres y han sido alimentados con pasto, y no en proteínas fabricadas, porque a menudo, este tipo de proteínas pueden volverse más difíciles de digerir. Con muchas de las proteínas fabricadas vienen edulcorantes artificiales, aditivos, conservantes, y a veces azúcar y carbohidratos. Elige a conciencia la proteína que tomas y mantenla tan orgánica y fresca como puedas.

Como regla general, mantén tu ingesta de proteínas entre 0.8-1.2 gramos por kilogramo. Consume el extremo más alto si eres físicamente activo.

Carbohidratos

Oh, carbohidratos. Tienen mala fama en la dieta cetogénica y en la dieta LCHF, pero no deberías odiarlos ni dejar de ingerirlos. Algunos almidones son buenos, como los que aparecen en frutas y vegetales de bajo índice glicémico, y puede que los empieces a ingerir. Cuando sigas una dieta cetogénica, deberías cuidar la cantidad de carbohidratos que ingieres. No deberían exceder la cantidad de 50 gramos, que es equivalente de unas pocas rebanadas de pan blanco (sí, te recomiendo que evites el pan y el gluten). Todo lo que esté por encima de los 50-100 gramos no va a impedir que pierdas peso, pero vas a entrar en cetosis. Estar en el rango de 50-100 gramos es un buen mantenimiento para continuar perdiendo 1-2 libras (0,5 kg) por semana sin entrar en cetosis, donde pierdes peso más rápido.

Trata de evitar los carbohidratos procesados o refinados. Básicamente, me refiero a lo que suele estar en la estantería de los supermercados. A menudo, estos alimentos están llenos de sustancias cuya misión, esencialmente, es sustituir a los alimentos bajos en carbohidratos que has tomado en el pasado. Para muchos de nosotros, hay una gran cantidad de ocasiones en las que podemos creer que son la decisión correcta en el momento correcto, pero no es así. Este tipo de carbohidratos no son buenos para tu organismo, así que lo mejor es evitarlos. Estos carbohidratos refinados y procesados son los "asesinos": obesidad, ganancia de peso, desórdenes en la piel, y otros muchos problemas relacionas con la dieta, como las enfermedades cardiovasculares, hipertensión, resistencia a la insulina, diabetes de tipo 2, y algunos tipos de cáncer.

Sin embargo, debes ingerir carbohidratos, en cantidades muy pequeñas. No comas carbohidratos en exceso, que suele ser el error al comenzar esta dieta. Deberías empezar en esta dieta quitándote del medio a cualquier comida alta en carbohidratos. Estos alimentos van desde las barritas de caramelo a las patatas fritas, harina y tortitas de maíz, zumos de frutas, productos con vinagre, productos GMO (organismos genéticamente manipulados), productos de soja, granos y arroz, y productos realizados en fábricas. Estos son los tipos de alimentos que debes evitar. Ten cuidado con ellos, pueden hacerte perder la cetosis, si es este tu objetivo. Así que sé consciente de ello, asegúrate de que llevas todo en orden cuando realices esta dieta.

Con la pirámide alimenticia cetogénica, empezarás a darte cuenta, con el paso del tiempo, que es bastante sencilla de llevar a cabo, meterse en ella, y al final, serás capaz de tener el estilo de vida y la salud que te mereces. Sé inteligente, empieza a entender lo que estás haciendo, y ten en cuenta siempre estos tres componentes en tu dieta. Son las tres áreas principales no solo de la dieta cetogénica, sino que también de la dieta LCHF, así que sé inteligente, y asegúrate de conocer a lo que te estás metiendo a la hora de elegir qué comer.

Capítulo 3: Qué Comer y no Comer

Seguramente te hayas preguntado lo que debes comer y lo que no. Bien, este capítulo te va a dar toda la información que necesitas. Este capítulo describirá lo que deberías evitar y lo que puedes hacer mejor cuando realizas una dieta cetogénica o LCHF.

Qué Eliminar

Esta es probablemente la parte más difícil de la dieta. Escoger qué eliminar en términos de alimentación es un proceso individual. Cuando se trata de carbohidratos, no todos ellos son iguales. Algunos son carbohidratos complejos, que son beneficiosos en pequeñas cantidades, y algunos de ellos son perjudiciales y simples, como la comida basura.

Sin embargo, existen algunos alimentos que aprenderás a eliminar, y es ahí donde esta sección entra en acción.

Los primeros son la comida basura, dulces o cualquier cosa procesada. Esto incluye los snacks procesados, que están cargados con muchos carbohidratos y, si quieres comprobar lo dañinos que son, fíjate en la información nutricional de estos. Te darás cuenta de la enorme cantidad de carbohidratos presentes en una sola porción. Con frecuencia, es el equivalente de la cantidad que necesitas por día. No es nada desechable, así que deshazte de ellos.

Deberías, también, deshacerte de los granos que no sean granos enteros y reemplazarlos con granos bajos en carbohidratos. Recomiendo, además, mirar la etiqueta, y si contiene gluten, o está producido en una fábrica que contiene gluten, mejor no cogerlo. Muchos granos bajos en carbohidratos los puedes hacer tú mismo con polvo de cáscaras de psilio o semillas de chía/lino, o los puedes encontrar en una tienda de comida saludable. Pero, si tus comidas favoritas son el pan y la pasta, es posible que tengas un mal despertar al comenzar con esta dieta, porque estos van a desaparecer. ¡Es el momento de dejar el gluten!

En cuanto a frutas y verduras, algunas de ellas son aceptables. Las frutas y verduras bajas en carbohidratos están permitidas, pero algunas de las que tienen más carbohidratos, como las legumbres, frutas azucaradas, patatas, y similares, contienen mucho almidón, y esto es algo que tienes que evitar. Cuando estés siguiendo esta dieta, aprende acerca de qué tipo de carbohidratos contiene cada fruta, y empieza a eliminar en consecuencia, así no te atascarás intentando pelearlas o quitarlas de tu vista. Existe una fórmula (aunque hay excepciones) para ayudarte con las frutas y verduras. La mayoría de las frutas contienen mucho azúcar, lo que se conoce como alto índice glucémico. Así que, para las frutas, cuanto más alto estén, más azúcar contienen, ya que están más cerca del sol. Para verduras, cuanto más bajas estén del suelo, más azúcar contienen, ya que poseen más raíces que almaCenan azúcar.

En cuanto al alcohol, se debería sacar de la dieta. No es que el alcohol sea malo en bajas cantidades, sino que contiene una cantidad ridícula de calorías y carbohidratos. Echa un vistazo a una caja de seis cervezas, todos los carbohidratos que están atrapados ahí. No es algo que necesites, así que es mejor que los elimines de tu dieta. Si es necesario que tomes alcohol, te recomiendo ir a por el vino con el menor contenido glucémico, que es el vino tinto. El Pinot Grigio es uno de los favoritos, y en 5 oz (150ml) contiene menos de 1g de azúcar.

Finalmente, si encuentras en la tienda alguna de esas alternativas bajas en carbohidratos, deberías eliminarlas también. Como ya he mencionado, es idóneo mantenerse lo más natural posible. Evita las bebidas con cero carbohidratos y edulcorantes artificiales, conservantes y aditivos. No funcionan y, a menudo, no son lo que deberías buscar, así que, empieza a mantener todo en orden para tu cuerpo comiendo únicamente aquellas comidas bajas en carbohidratos que sabes que son beneficiosas, y comienza a tomar más grasas. De nuevo, mi objetivo es conseguir que estés más sano, tanto por dentro como por fuera.

Cargando las Grasas

Seguramente te estés preguntando qué puedes comer ahora que no se te permite ingerir carbohidratos. Puede que te estés comiendo la cabeza pensando en qué puedes tomar. Bueno, ¿qué pasa con las grasas? Hay un montón de grasas, y puedes disfrutar de estas bastante.

Las grasas trans deben ser evitadas. Las grasas trans son industriales y normalmente sintéticas, y usadas en muchos productos procesados que se venden envasados. Estos suelen ser los productos horneados y aceites vegetales. Seguramente ya los estés eliminando, pero asegúrate de que te tomas el tiempo de eliminarlos de tu dieta más adelante. De hecho, en 2015, la Administración de Alimentos y Medicamentos (FDA) puso en marcha un plan de 3 años para retirar las grasas trans del mercado, ya que se ha demostrado en bastantes ocasiones que incrementan nuestras LDL y disminuyen nuestras HDL. Es un misterio que sigan vendiéndose en el supermercado.

Sin embargo, si hablamos de grasas, existen muchas que puedes comer y serán beneficiosas. Por ejemplo, las carnes magras como el pescado y el pollo son muy buenas, y están muy fomentadas. Las frutas grasas como los aguacates y el coco (técnicamente no es una fruta) están también muy fomentadas en este tipo de dieta, así que asegúrate de tener una buena cantidad de estas. Cualquier grasa saludable es buena. Debes buscar también la aromatización de estos alimentos grasos. Saben bien, pero un problema común de gente que sigue esta dieta, es que se cansan de tanta carne o vegetales y, a menudo, se aburren de estos alimentos. Sin embargo, si estimulas estas comidas con especias, hará que sepan mejor.

Los huevos son un gran alimento para usar en esta dieta. Están repletos de grasas saludables y vitaminas, y también poseen mucha proteína. Recomiendo obtener huevos de gallinas que hayan vivido libres, tantos como puedas. Cuando cocinas con determinados aceites, hay otras grasas que puedes tomar también. El aceite de oliva es uno de ellos, y es uno de los mejores aceites para cocinar. Es saludable, lleno de grasas no saturadas, y no solo sirve para cocinar, sino también como guarnición. Si puedes, busca un verdadero aceite de oliva como esté de aquí. Si no quieres usar aceite de oliva, puedes utilizar accite de sésamo, de linaza, y especialmente de coco, que también funcionan bien.

El aceite de coco es el mejor del grupo. Es una grasa saturada, pero es muy saludable y con muchos beneficios. Con aceite de coco, puedes obtener una gran cantidad de vitaminas, minerales, y similares y, a menudo, para mucha gente, puede ser el mejor para cocinar. Incorpora aceite de coco a tu dieta, y tu cuerpo te lo agradecerá. Este, sin duda, ha sido mi mejor método para incluir más grasa en mi dieta. Más adelante en el libro, voy a señalar más recetas LCHF, pero quiero enseñar mi favorita aquí, se llama "bombas de grasa cetogénicas". Aquí está la receta.

Bombas Cetogénicas

Ingredientes:

- 1 taza de aceite de coco virgen orgánico
- 1 taza de mantequilla de almendra o cacahuete orgánica
- 4 cucharadas (1/4 taza) de polvo de cacao crudo
- 2-3 gotas de Stevia o líquido de canela

Pasos:

- Derrite el Coco en una olla a fuego lento
- Añade la mantequilla de cacahuete y el cacao
- Añade la Stevia o la Canela
- Espera a que se derrita todo, evita hervirlo
- Viértelo en una taza de medida o Pyrex
- Viértelo en un molde de cupcake y métFriendslo en la nevera

Espera alrededor de una hora y, ¡disfrútalo con nata batida! ¡Qué bueno!

Calorías: 145

Grasa: 15 gramos

Carbohidratos: 2 gramos

El coco tiene muchos beneficios para la salud, y sabe realmente bien. Posee propiedades antibacterianas, antivirales y antihongos. Si tienes problemas con hongos en tu cuerpo o dentro de él el coco hará maravillas, junto con la dieta LCHF. Hay incluso leche de coco y agua, que está llena de grasas y otras vitaminas. Cuando se trata de cargar las grasas, el coco es uno de los mejores caminos a seguir, ya que no solo es el hecho de que lo puedas comer, sino que tiene muchos beneficios para la salud.

Manteniendo las proteínas

Las proteínas son el último elemento con el que vamos a trabajar. Nos ayudan a que el músculo crezca. Sin embargo, tenemos que asegurarnos de que no nos falta fibra en el cuerpo. Las proteínas son necesarias en este tipo de dietas, pero existe el factor de asegurarse de que tenemos la cantidad necesaria de fibra para ayudar a la digestión. De lo contrario, podrás provocarte a ti mismo una inflamación estomacal y similares. Cuando trabajas con la dieta LCHF, deberías asegurarte de que las proteínas son una parte esencial en esta y de que, si necesitas más fibra, puedes incorporar algunos vegetales bajos en carbohidratos que te ayudarán a alcanzar el nivel deseado.

Las proteínas importantes son las que solemos encontrar en las carnes. Sin embargo, en los frutos secos, mientras que unos están llenos de carbohidratos, otros se componen de mucha proteína y grasa saludable. Ejemplos de estos últimos: almendras, macadamias, nueces, anacardos y cacahuetes de piel roja. Deberías tomarlos como snacks, y asegúrate de que tu consumo de grase coincide con todo lo demás.

Otra gran fuente de proteína es el pescado. Debes asegurarte de que no está plagado de grasas saturadas o trans, pero a menudo, obtienes un buen número de proteínas de este alimento. De nuevo, busca pescado orgánico y salvaje.

Los productos lácteos, como la leche, el queso, y la nata pueden estar plagados de carbohidratos si son procesados. Sin embargo, el queso natural, orgánico y los quesos especiales tienen menos carbohidratos, y si buscas un queso bueno y sano que te beneficie, este suele ser de los mejores. Además, hay muchas maneras de conseguirlos, y puedes tener estas proteínas a tu disposición. Pruébalos, y podrás incorporarlos a la dieta mucho más de lo que jamás hubieras pensado. Añade un poco de crema de leche a tus bombas de grasa para sumarle algo de sabor.

En este capítulo, has aprendido qué comer y qué no comer. Debes estar atento a esta guía y no olvidarte de ella cuando vayas a comprar, ya que te hará la vida mucho más fácil.

Capítulo 4: Errores en la Dieta LCHF

Al seguir la dieta LCHF, hay muchos errores que uno puede cometer. Suelen ser fáciles de rectificar, pero deben ser sabidos, porque a menudo, es algo a lo que la gente no le presta atención. Este capítulo te dará una guía sobre qué errores puedes cometer en esta dieta, y cómo puedes rectificarlos.

El primer error es comer muchos carbohidratos. Este error es, a menudo, el que muchos de nosotros cometemos. Debes fijarte en esto en tu dieta. Si comienzas a notar que tu ingesta de carbohidratos es demasiado grande a pesar de reducir el consumo de carbohidratos, trata de reducirlo aún más. Esto puede ir desde eliminar cualquier comida trampa, a incluso deshacerse de frutas altamente glucémicas que puede que tomes. Tu objetivo es eliminar la mayor cantidad de carbohidratos posible, y esto es lo que la dieta hace. Recuerda que si haces mucho ejercicio, ya sea aeróbico o anaeróbico, debes aumentar tu consumo de carbohidratos un poco, pero sin pasarse. Hacer ejercicio en ayunas, sin carbohidratos y siguiendo una dieta alta en grasa está probado científicamente como una de las mejores maneras para ganar rendimiento, salud y longevidad.

Junto con esto, otro error importante que la gente comete, es que nunca comen verduras. Sin embargo, las verduras son muy importantes. La razón de su importancia es que están compuestas por muchos tipos de fibra, así que asegúrate de incluirlas en tu dieta. La fibra ayuda a la digestión, y cuando tratamos con mucha grasa y proteínas, la necesitamos. Sin embargo, también necesitamos frutas y verduras por su alto contenido vitamínico y mineral.

Asegúrate de atenerte a frutas y verduras con bajo nivel glucémico. Las frutas y verduras están cargadas de vitaminas y minerales esenciales y es imprescindible tenerlas en nuestro organismo. Si no las comes, acabarás teniendo más problemas de los que deseas. Solemos centrarnos únicamente en las grasas, pero también necesitamos otras vitaminas.

Otro error es no tomar proteína suficiente. Necesitas mucha grasa para mantenerte saciado y para gastar energía, pero también necesitas proteína para que el músculo crezca. Si pierdes toda esa grasa, vas a desear estirarla y mantener tu masa muscular magra. Ese es el objetivo de tomar proteína. Debes asegurarte de que no excedes la cantidad necesaria, pero también debes fijarte en no tener menos de la que necesitas.

Deberías, también, deshacerte del error de hacer muchos días trampa. Los días trampa son importantes, quizá, una vez por semana, pero no siempre. Hay muchos postres bajos en carbohidratos que puedes tomar, así que asegúrate de no tomar nada que esté lleno de carbohidratos. La razón de esto es que, si realizas este tipo de cosas, vas a acabar haciendo más trampa de la que debes, y es un error que muchos cometemos. En definitiva, no pongas en peligro tu cuerpo y tus resultados.

Finalmente, deberías consultar a tu médico antes de meterte en esto. Es muy importante, porque a menudo, el problema de mucha gente que empieza a seguir la dieta LCHF es que no tienen autorización médica. Esto les lleva a pensar que necesitan realizar la dieta, pero luego se dan cuenta de que están poniendo su vida en riesgo, y eso no es muy inteligente. Asegúrate de tener el permiso médico antes de hacer cosas de este tipo. Un aspecto importante es trabajar con un médico que tenga conocimiento de salud y nutrición. Muchos médicos verán la cantidad de grasa que tomas y, rápidamente, te darán un medicamento para reducir tu colesterol, o te dirán que dejes la dieta LCHF. La realidad es que la mayoría de los médicos tienen casi nada o nada de entrenamiento en nutrición.

Un aspecto importante de esta dieta es el Colesterol. Un error común que la gente comete es fijarse en el colesterol como un único ente. El colesterol HDL es comúnmente conocido como buen colesterol y una dieta LCHF, normalmente, va a incrementar tus niveles de HDL. Los triglicéridos se verán reducidos con una dieta alta en grasas. El problema para mucha gente es el colesterol LDL, y cuando ven que lo tienen alto se alarman. Lo que necesitas saber es que hay nuevos estudios sobre el colesterol LDL. Estos estudios dicen que el LDL se puede medir de dos maneras. La primera, llamada LDL-C, midiendo la concentración de colesterol transportada por las LDL en sangre, y la segunda, llamada LDL-P, midiendo la cantidad de partículas LDL en sangre. Lo interesante es el tamaño de estas partículas. Recientes investigaciones demuestran que el tamaño de las partículas LDL es mucho más preciso como indicador de enfermedades cardiovasculares (CVD) que el recuento total de colesterol LDL. Por lo tanto, cuanto más grandes sean las partículas LDL, mejor será el riesgo para la salud cardiovascular de un individuo.

¿Estás todavía confundido? Básicamente, comer más grasa puede incrementar tu colesterol, pero también aumenta el tamaño de tus partículas LDL. ¿Es eso bueno? Recientes estudios hablan de beneficios de las dietas altas en grasas para el Alzheimer, Demencias, y muchas más enfermedades neurológicas. El resumen es que el 60% de nuestro cerebro es grasa, y tú eres lo que comes.

Cuando estás siguiendo una dieta LCHF, asegúrate de mantener estas cosas en mente. Lo último que deseas es hacerle daño a tu cuerpo, y este capítulo ha repasado algunas de las cosas que debemos cuidar al seguir esta dieta. Es una gran manera de perder peso y tener un mejor cuerpo, pero asegúrate de que lo estás haciendo bien para no lastimarte a ti mismo y a los demás.

Capítulo 5: Entrenamiento Cetogénico y Adaptado a la Grasa

Puede que te estés preguntando si existe algún tipo de entrenamiento que puedas hacer en esta dieta. Existe, y este capítulo va a enseñarte tres métodos en los que te puedes fijar si intentas entrenar tu cuerpo. Soy un firme defensor de que cualquier cambio es 80% dieta y 20% ejercicio.

Ejercita los Depósitos de Energía

En nuestro cuerpo, tenemos dos depósitos de energía: glucógeno o azúcar y grasa o tejido adiposo.

Nuestros músculos y el hígado transportan, aproximadamente, 2.000 calorías de glucógeno o azúcar. ¿Te has saltado alguna vez una comida, o no has comido nada en un día, y seguías teniendo energía? Eso es gracias al glucógeno, que fue dándote energía durante el día. El hecho es que nuestro cuerpo necesita azúcar y es la única forma en la que podemos producir energía, que en términos de bioquímica se llama ATP (Adenosín TrifosGrasao). Lo que pasa es que el hígado tiene que convertir las proteínas, los carbohidratos, y las grasas que comemos en glucosa. El problema viene cuando ingerimos demasiado azúcar, ya que el cuerpo lo convierte fácilmente en energía, y cuanto más fácil sea para el cuerpo de convertir en energía, menos dura. Piensa en este depósito como si se tratase de encender un fuego. Cuando enciendes un fuego, usas pequeñas ramas y hojas, que arden muy rápidamente. El glucógeno o azúcar hace exactamente lo mismo. ¿Necesitamos este depósito de energía?¡Sí! Pero hablemos del otro.

El segundo depósito que tenemos es la grasa o tejido adiposo. La mayoría de nosotros tiene unas 10-20 libras (4,5-9 kg) extra de peso corporal, y a veces más. Ciñéndonos a esto, aunque seamos muy delgados, seguimos teniendo grasa. Nuestro depósito de grasa fue construido por una simple razón, la protección. Cuando comemos azúcar en exceso y nuestros niveles de glucosa en sangre aumentan mucho, nuestro hígado le "dice" al cuerpo que debemos guardar esta grasa para una fecha futura, es por esto que tenemos grasa visceral que rodea nuestros órganos y grasa subcutánea que está justo debajo de nuestra piel. ¿Cuál es más peligrosa? La grasa visceral, o como muchos la llaman, grasa "terca", que es la que tiene más efectos perjudiciales sobre nuestro organismo. De media, tenemos 40.000 calorías de grasa almaCenada en nuestro cuerpo en cualquier momento. Imagina si nuestro cuerpo estuviera adaptado a quemar esa grasa para convertirla en energía en vez de quemar el azúcar. Piensa en este depósito como si fuera un reactor nuclear. Tal vez no a un nivel atómico, pero solo imagina la cantidad de energía que podríamos generar de 40.000 calorías o más almaCenadas en nuestro cuerpo.

Entonces, ¿qué depósito es mejor? Bien, depende de lo que queramos hacer. Si necesitamos energía de manera rápida, entonces es evidente que necesitamos glucógeno, y tenemos más que suficiente en nuestro organismo. Si necesitamos energía a largo plazo, entonces usar los almaCenamientos de grasa sería la mejor manera de mantenernos en marcha. Fuentes de energía renovables y sostenidas, tiempo para dejar de jugar con la leña y poner troncos de verdad en el fuego.

Método Maffetone

El Dr. Phil Maffetone desarrolló el Método Maffetone como una manera de ayudar a los atletas de fondo a estar más adaptados a la grasa o adaptados a un estado cetogénico. Esencialmente, este tipo de ejercicio se centra en las actividades de quema de grasa y en formas de entrenar un sistema aeróbico. En este sistema de entrenamiento, te aseguras de trabajar para estimular las fibras de contracción lenta, lo que va a mejorar el corazón y los pulmones, la circulación, y la función cerebral. Esta fórmula te ayudará a buscar lo que se conoce como frecuencia cardiaca MAF, permitiéndote mantenerla a ese nivel para que uno pueda trabajar con el sistema de quema de grasa.

Una buena manera de ver si estás quemando más grasa y te estás adaptando más a la grasa es entrenar con un monitor de frecuencia cardiaca. Esto puede realizarse con cualquier entrenamiento aeróbico como correr, ciclismo, natación, o cualquier otro tipo de deporte aeróbico de resistencia. Esencialmente, cuando tienes una frecuencia cardiaca más baja, estás quemando más grasa para convertirla en energía y cuando tienes una mayor frecuencia cardiaca, estás quemando azúcar para convertirlo en energía.

El primer paso es comprar un reloj que mida la frecuencia cardiaca. No recomiendo ninguna marca en particular, pero unos buenos relojes en este momento son el <u>Polar M400 encontrado aquí</u> y el <u>Garmin Fenix 3 encontrado aquí</u>.

El siguiente paso consiste en determinar tu frecuencia cardiaca óptima para perder la máxima grasa posible y para entrar en un estado de adaptación a la grasa. El Dr. Maffetone ha hecho un gran trabajo en este campo y puedes leer su documento sobre la materia <u>aquí</u>, pero te voy a dar una guía rápida. Asegúrate de leer el documento, ya que hay algunas excepciones a la regla al hacer este cálculo. Básicamente, lo que haces es tomar 180 PPM y restas tu edad. Si acabas de empezar con este entrenamiento, resta otros 5, lo que te da tu MAF FC (frecuencia cardiaca), o tu Maffetone FC. Luego, resta 10 para que te dé el rango en el que vas a ejercitarte. Aquí tenemos un ejemplo:

1. Si tienes 50 años, 180-50 o 130PPM

2. Si acabas de empezar, resta otros 5: 130-5 es 125BPM

3. Tras esto, tu MAF FC debería ser 125 – 10 o entre 115 y 125BPM

Te recomiendo que programes tu reloj manualmente para que te avise cuando vayas por debajo de tu MAF FC o cuando vayas por encima. Como en este ejemplo, configura tu reloj para avisar por debajo de 115PPM o por encima de 125PPM. A partir de ahora, cuando te excedas o cuando no llegues a las pulsaciones, asegúrate de que frenas o te pones a andar si estás corriendo o haciendo ciclismo para volver a estar dentro de tu MAF FC.

Mantén tu frecuencia cardiaca en este rango y recuerda que el entrenamiento de la frecuencia cardiaca toma su tiempo. La clave es la calma y la constancia. Van a pasar dos cosas. La primera es que empezarás a construir tu capacidad aeróbica o básicamente la cantidad de oxígeno en mililitros que puedes usar en un minuto/kg de peso corporal. Básicamente, esto significa que una mayor capacidad aeróbica equivale a que puedes realizar más trabajo en la misma frecuencia cardiaca. Todo esto pasa porque tu cuerpo está más adaptado a la grasa y adaptado cetogénicamente a quemar más grasa para convertirla en energía. Hay unas cuantas cosas que afectan la capacidad aeróbica, como el tamaño del corazón y la fuerza de este, concentración de hemoglobina en sangre, densidad de tus capilares, y densidad de las mitocondrias de tus células. Las mitocondrias son los motores de nuestras células que queman azúcar para convertirlo en energía, así que cuando aumentas esos niveles puedes quemar grasa y energía más eficientemente. Cuando estás más adaptado a la grasa, estás cambiando la fisiología de tu organismo para quemar más tejido adiposo que será convertido en energía y, en consecuencia, te engancha directamente a ese reactor nuclear que llamamos depósito de grasa.

¿Qué significa esto para el rendimiento deportivo, aeróbicamente hablando? Esencialmente, esto te hace no solo un atleta más eficiente, sino que también te hace más sano.

¿Serás más rápido? ¡Sí! ¿Desprenderás la grasa corporal? ¡Sí! Pero recuerda que el entrenamiento de frecuencia cardiaca y la adaptación a la grasa no son cosas que se hagan de la noche a la mañana, sino que tomarán tiempo. Al principio, si estás corriendo en tu rango MAF FC y te sales de él, tendrás que parar y andar mucho, y quiero decir mucho. A medida que te adaptes más a la grasa e incrementes tu capacidad aeróbica no solo perderás kilogramos de grasa, sino que irás más rápido, más lejos, y estarás más fuerte que nunca. Con este tipo de entrenamiento, se te proporcionan los medios para entrenarte de manera fácil y eficaz hacia el éxito.

Como regla general, procura que un 80% de tu entrenamiento sea aeróbico. Así quemarás más grasa.

Entrenamiento por Intervalos o Ráfagas

Otra manera de aumentar la cantidad de grasa que quemas es el entrenamiento por intervalos o ráfagas. Deberías, en este tipo de entrenamiento, empezar a ir a una determina velocidad, y después dar tu máximo por un periodo de tiempo. Esta es una de las maneras de quemar grasa corporal. La razón de esto es que cuando corres a un ritmo más bajo quemas más grasas y, cuando pasas al intervalo más rápido, quemas más azúcar, con el objetivo de quemar más del glucógeno de tu músculo.

Para llevar esto a cabo, escoges cuánto tiempo vas a correr a una determinada velocidad. Digamos que son alrededor de 5 minutos de ritmo normal, y 2 minutos de ritmo muy fuerte. El ritmo muy fuerte es sprint, y lo mantienes durante los 2 minutos. Cuando acaben los 2 minutos, vuelves al ritmo normal durante otros 5 minutos, y verás que conforme incrementas el número de intervalos, la dificultad crece. Deberías tener un cronómetro que te diga cuándo debes ir suave, y a partir de ahí, puedes determinar el número de intervalos que quieres hacer. Lo ideal es hacer alrededor de 20 minutos de ritmo suave, que es lo que va a funcionar para mejorar el entrenamiento por intervalos que realizas.

Como regla general, procura que el 20% de tu entrenamiento sea anaeróbico, para quemar así más grasa.

Ayuno intermitente 16/8

El ayuno intermitente es una buena estrategia para implementar en las dietas LCHF, además de incorporar el ejercicio en ayunas. El ayuno intermitente puede parecer una extraña manera de alimentarse, pero en realidad, es uno de los mejores métodos para aquellos que desean ganar músculo, pero minimizar grasas. En algunos casos, ganarás músculo y perderás grasa. Muchos lo usan, y es uno de los mejores métodos de entrenamiento cetogénico.

Lo que esto significa es fácil. Ayunarás durante unas 16 horas diarias, y después, en las otras 8 horas, comerás lo que necesites. Deberías comer lo que normalmente harías, y no tiene que estar programado. Mucha gente ayunará durante la noche, y desde ahí, se saltarán el desayuno y almorzarán y realizarán su primera comida temprano en la tarde.

Para el desayuno puedes tomar agua, té, o café y, si haces ejercicio durante tu estado de ayunas, puedes ingerir aminoácidos ramificados (BCAA), hasta 30 al día.

Con este tipo de ayuno, comerás una gran cantidad de alimentos altos en grasas y bajos en carbohidratos. El concepto detrás del ayuno intermitente es que tomes comidas grasientas para quedarte saciado durante más tiempo. Si hubieras tomado solo carbohidratos durante ese periodo de tiempo, no serías capaz de hacer esto. La cantidad que comes es la cantidad típica de esas 8 horas, así que tomarás tu límite completo de calorías. Después de eso, ayunas. Es uno de los mejores métodos para perder grasa.

Es, francamente, el mejor método si no tienes ganas de trabajar con monitores de corazón y todo eso. Si haces esto, todo lo que tienes que hacer es dictar una hora, tener un plan alimenticio, y comenzar a partir de ahí.

Con estos tipos de entrenamiento, puedes conseguir músculo mientras que sigues perdiendo grasa, y lo harás de manera efectiva y conduciendo a resultados, mientras que sigues un método de vida bajo en carbohidratos y alto en grasas.

Capítulo 6: Guía Alimenticia para la Cetosis

Cuando piensas en los tipos de comida que puedes tomar mientras sigas una dieta cetogénica, o cuando estás elaborando un estilo de vida LCHF, hay algunas cosas a tener en cuenta. Este capítulo te dará una guía alimenticia para lo que quieres conseguir.

- Verduras: escoge siempre verduras bajas en carbohidratos. Estas tienen alto contenido nutritivo, y algunas de ellas también son altas en grasas. Las puedes encontrar en la sección de productos. Recuerda que las verduras de hoja y las que estén más próximas a la tierra contendrán menos cantidad de azúcar.

- Carnes magras: asegúrate de que escoges estos alimentos mientras estás en la tienda. Tendrán la función de ser tus proteínas nocturnas o de cuando comas o cenes. Compra toda la carne orgánica y alimentada de pasto que puedas.

- Huevos, leche, y otros lácteos altos en grasa: Consíguelos, sin ninguna de esas cosas "bajas en grasa", porque si son bajos en grasa, serán altos en carbohidratos. Asegúrate de que compras, de nuevo, lo más orgánico posible, que haya vivido en libertad, y que haya sido alimentado con pasto.

- Frutas: Compra solo una pequeña cantidad, y mantente lejos de aquellas que contienen mucho azúcar y muchos carbohidratos. Busca frutas orgánicas y recuerda que las que estén más cerca del suelo contienen menos azúcar.

- Al comprar granos, busca aquellos que estén enteros y que no sean procesados. Evita el pan blanco y panes prefabricados a toda costa. Puedes crearte tus propias alternativas bajas en carbohidratos. Mi consejo es que elimines el gluten, así que no tomes granos.

- Especias y hierbas: Van a ser tus mejores amigas. Comprarlas y después usarlas en tus comidas es esencial, así que no te olvides de ellas. Busca las que sean orgánicas y las que no tengan aditivos o conservantes.

- Bacon y otras carnes: Disfruta de ellas, pero con moderación. No tomes mucha carne roja, ni tampoco muchas carnes altas en grasas saturadas. Deberías asegurarte de que evitas las carnes procesadas y las compras orgánicas, alimentadas de pasto, si tu deseo es conseguir carne de vacuno. Deberías intentar sustituirlas por carnes más magras, como el bisonte en lugar de carne vacuna si quieres hacer hamburguesas.

- Frutos secos: Algunos son muy buenos, otros están repletos de carbohidratos. Las almendras y las nueces son buenas opciones. Deberías alejarte de aquellos frutos pre-embalados como los cocktails, a no ser que contengan pocos carbohidratos. A menudo, sin embargo, están repletos de conservantes que, obviamente, no necesitas.

- Café: El café con mantequilla y coco es una muy buena alternativa a la comida. Puedes conseguirlos en la tienda, y puedes crear este tipo de café cada mañana. Añadirle mantequilla hace que el café tenga grasa, y el coco le da tanto grasa como sabor. Es un buen suplemento del desayuno, y te mantendrá saciado durante todo el día si lo que buscas es una alternativa.

- Productos horneados: Todos los productos horneados deben ser sacados de tu dieta. La única excepción es que necesites alguno de ellos para hacer postres bajos en carbohidratos, que existen, pero los tienes que hacer tú.

- Cualquier cosa "baja en carbohidratos": Deberían ser eliminadas como la plaga. La razón es que no serán cosas que te vayan a ayudar, es más, son cosas con las que debes tener cuidado. Tienen también conservantes, lo cual puede dar al traste con la cetosis.

- Ubicaciones: Al hacer la compra, evita los pasillos interiores y muévete por los exteriores. Normalmente, la comida más saludable se pone en los exteriores, y la menos saludable en los interiores.

- Sabiendo esto, serás capaz de conseguir un estilo de vida LCHF en poco tiempo, y de forma muy fácil.

Comenzar una Dieta Cetogénica puede ser abrumador. Cuando empecé, no sabía qué cosas podía comprar y cuáles no.
Así que creé esta lista de la compra. Por supuesto, puede haber cosas que no estén en la lista que puedes encontrar.
Es, simplemente, una buena lista con la que empezar.
La mayor parte de mis alimentos no perecederos los compro online a través de Amazon Prime.
He incluido los links de Amazon para los alimentos no perecederos. Utiliza esto como una guía:
Aquí tienes una buena lista de la compra con la que empezar en Dietas Cetogénicas:

Alimentos no perecederos: (muchos disponibles en Amazon)

Almendras
Frutos de Macadamia
Aceite de Oliva Virgen Extra

Aceite de Coco Orgánico No refinado
Aceite de Aguacate
Aceite de MCT
Líquido de Stevia
Líquido de Canela
Harina de Coco
Mantequilla de Almendra
Mantequilla de Cacahuete
Harina de Almendra
Aceite de Sésamo
Ghee
Polvo de Cacao
Caldo de Pollo
Leche de Coco
Barras de Bisonte-Epic Brand
Café orgánico
Polvo de proteína alimentada en hierba

Alimentos perecederos: (busca orgánicos, alimentos de pasto, y en libertad)
Carne de vacuno alimentada de pasto
Salmón salvaje
Muslos de pollo
Veggies Verduras bajas en Carbohidratos
- Coliflor
- Calabacín
- Apio
- Cebolla
- Repollo
- Pimientos
- Squash
- Espinaca
- Lechuga romana
Quesos rallados y duros
Aguacate
Nata agria
Nata espesa
Mantequilla

Huevos
Salami / Prosciutto
Hierbas y especias
Caldo de: Pollo y Carne
Café (Orgánico)
Aceitunas

Capítulo 7: 20 Buenas Recetas LCHF

Ahora que ya sabes mucho sobre la dieta LCHF, es tiempo de ver 20 recetas fáciles y deliciosas para ayudarte a seguir esta dieta.

Rollitos de Queso

Ingredientes:

- 12 porciones de queso al gusto

- 12 porciones de mantequilla

- Condimento de libre elección

Pasos:

- Pon el queso en una tabla de cortar. Pon la mantequilla en la cortadora y córtala en finas capas.

- Pon la mantequilla encima del queso y enróllalo. Puede servirse como un snack.

Calorías: 200

Grasa: 20 gramos

Carbohidratos: 2 gramos

Pechugas de Pollo con queso

Ingredientes:

- 4 pechugas de pollo

- 1 pimiento

- 2 cucharadas de jalapeños en escabeche, picados

- Sal y pimienta para darle sabor

- 1 taza de queso rallado

- 2 cucharadas de aceite de oliva

- 1 diente de ajo

- ½ cucharada de comino

- 3 onzas de crema de queso

- 4 palillos de dientes

Pasos:

- Precalienta el horno a 175 C

- Pica y saltea el ajo y los pimientos. Deja enfriar

- Pon los jalapeños, el queso, y las especias, mézclalos

- Corta el pollo longitudinalmente para abrirlo

- Pon la masa de queso ahí y ciérralo con los palillos

- Condimenta, fríelo con aceite, ponlo en un plato para hornear

- Pon el resto del queso encima del pollo y deja que se cocine durante 15 minutos hasta que esté bien hecho

Calorías: 350

Grasa: 22 gramos

Carbohidratos: 8 gramos

Huevos de camino

Ingredientes:

- 12 huevos

- Rellénalos si quieres con aceitunas, feta, o hierbas

- Echa sal y pimienta para darle sabor

Pasos:

- Precalienta el horno a 205 C

- Pon moldes de cupcake, pon ahí los huevos y añade el relleno. Sazona al gusto, hornea durante 15 minutos o hasta que esté cocinado

Calorías: 150

Grasa: 10 gramos

Carbohidratos: 3 gramos

Judías verdes con Parmesano

Ingredientes:

- 1 huevo

- 1 cucharada de cebolla en polvo

- 2 pizcas de pimienta

- ½ taza de queso Parmesano rallado

- 2 cucharadas de aceite de oliva

- ½ cucharada de sal

- 1 libra (½ kg) de judías verdes

Pasos:

- Precalienta el horno a 230 C

- Pon huevos, aceite y especias en un recipiente. Pon las judías ahí y bate hasta que las judías estén cubiertas

- Retira el líquido extra y añade el queso Parmesano

- Ponlo en una bandeja para hornear y hornea durante 15-20 minutos

Calorías: 170

Grasa: 13 gramos

Carbohidratos: 3 gramos

Quesadillas Cetogénicas

Ingredientes:

- 6 tortillas bajas en carbohidratos

- 1 onza de verduras de hoja

- 1 1 cucharada de aceite de oliva

- ½ libra (¼ kg) de queso rallado

- Lechuga o espinaca

Pasos;

- Pon las tortillas en una mesa para cortar

- Pon mitad del queso ahí, algunas verduras de hoja, y después pon el resto de queso y las tortillas

- Calienta una sartén con aceite. Cocina el pan durante un minuto hasta que haya cogido color y el queso se haya derretido

- Pártelo y sírvelo de inmediato

Calorías: 400

Grasa: 20 gramos

Carbohidratos: 4 gramos

Mini Pimiento Relleno

Ingredientes:

- ½ ½ libra (¼ kg) de mini pimientos

- 1 onza chorizo

- 2 cucharadas de aceite de oliva

- ½ libra de crema de queso

- 1 cucharada de salsa de chipotle suave

- 1 cucharada de cilantro

Pasos:

- Corta los pimientos por la mitad y elimina el centro

- Corta la salchicha y las hierbas, añade el queso, el aceite, y las especias a un recipiente, después añade el resto de ingredientes

- Mét-elo en los pimientos, y sírvelo

Calorías: 200

Grasa: 15 gramos

Carbohidratos: 5 gramos

Paprika con Colinabo al Horno

Ingredientes:

- 2 libras (1kg) de pollo, muslos o patas

- 4 onzas de aceite de oliva

- Sal y pimienta para darle sabor

- 2 libras de apio

- 1 cucharada de polvo de paprika

- 1 taza de mayonesa si lo deseas

Pasos:

- Precalienta el horno a 205C y parte el pollo en cuartos

- Pela el colinabo y córtalo en trozos de 5cm

- Sal y pimienta para darle sabor y pon la pimienta y el chipotle arriba del todo

- Añade el aceite de oliva y mézclalo todo

- Hornea todo durante 40 minutos y baja la potencia al acercarse al final del horneado

- Sírvelo con mayonesa

Calorías: 320

Grasa: 18 gramos

Carbohidratos: 3 gramos

Patatas de Queso

Ingredientes:

- ½ libra de queso en rodajas

- ½ cucharada de paprika en polvo

Pasos:

- Precalienta el horno a 205C y pon las rodajas de queso en una bandeja de hornear

- Pon la paprika encima de todo y hornea durante 8-10 minutos.

- Estate atento para que las rodajas de queso no se quemen o tengan un sabor amargo

- Sírvelo con guacamole

Calorías: 200

Grasa: 10 gramos

Carbohidratos: 2 gramos

Queso Brie al Horno

Ingredientes:

- 9 onzas de Brie

- 1 diente de ajo

- Rosemary o tomillo

- Sal y pimienta

- 2 onzas de frutos secos al gusto

- 1 cucharada de hierbas

- 1 cucharada de aceite de oliva

Pasos:

- Precalienta el horno a 205C y pon el queso en una bandeja de hornear con papel cebolla

- Corta los frutos y el ajo, mézclalos con el resto de ingredientes, condimenta al gusto

- Pon la mezcla de frutos secos en el queso y hornea durante 10 minutos hasta que tenga un buen color. Sírvelo caliente

Calorías: 150

Grasa: 8 gramos

Carbohidratos: 1 gramo

Salsa Holandesa

Ingredientes:

- 4 yemas de huevo

- 10 onzas de mantequilla

- 3 cucharadas de zumo de limón exprimido

- Sal y pimienta

Pasos:

- Rompe los huevos y ponlos en un recipiente, guardando las claras de huevo

- Derrite la mantequilla, pero no dejes que se ponga de color marrón

- Bate la mantequilla gota por gota hasta que se convierta en una salsa espesa. Continua hasta que toda la mantequilla está añadida. La proteína de la leche de la parte inferior de la sartén no debería ser incluida

- Pon el limón, la sal, y la pimienta al gusto, revuelve antes de servir con algunos vegetales

Calorías: 120

Grasa: 10 gramos

Carbohidratos: 2 gramos

Pollo Asado con Salsa Béarnaise

Ingredientes:

- 2 pollos asados

- Verduras de hoja al gusto

Salsa Béarnaise:

- 4 yemas de huevo

- 2 pizcas de cebolla en polvo

- 2 cucharadas de pasta de tomate

- Sal y pimienta para dar sabor

- 2 cucharadas de vinagre de vino blanco

- 1 chili, cortado y despepitado

- 8 onzas de mantequilla

Pasos:

- Corta el pollo por la mitad y haz una ensalada en otro plato

- Rompe los huevos y sepáralos de las yemas, mézclalos con el vinagre, chili, y cebolla en polvo

- Bate la mantequilla hasta que espese y se añade. No incluyas la proteína de la leche.

- Añade el vinagre y la pasta de tomate, poniendo sal y pimienta al gusto. Mantenlo caliente en una doble parilla

- Fríe el pollo y sírvelo con la ensalada que hiciste previamente

Calorías: 430

Grasa: 22 gramos

Carbohidratos: 6 gramos

Lasaña cetogénica

Ingredientes:

- 2 cucharadas de aceite de oliva

- 1 cebolla

- ½ taza de pasta de tomate

- 1 cucharada de sal

- ½ taza de agua

- 1 libra de carne picada

- 1 diente de ajo

- ½ cucharada de albahaca seca

- ½ cucharada de pimienta negra molida

Cubierta de queso

- 2 tazas de crema agria

- ½ taza de queso Parmesano rallado

- ¼ cucharada de pimienta negra molida

- 1 taza de queso rallado

- ½ cucharada de sal

- ½ taza de perejil fresco picado

Pasos:

- Haz salsa de pasta el día de antes

- Pela y corta la cebolla y el ajo y fríelos. Pon la carne picada y fríe hasta que tenga un tono dorado. Añade la pasta de tomate y las especias

- Mezcla con agua, deja que hierva, baja el fuego y deja que se cocine durante 15 minutos

- Precalienta el horno y pon la crema agria con el queso, excepto 2 cucharadas para la cubierta. Añade la sal y la pimienta y agita el perejil

- Pon la lasaña y la salsa en capas en una bandeja de horneado

- Pon la crema agria y la mantequilla con el resto del Parmesano en la cubierta

- Hornea durante 30 minutos o hasta que rebase la lasaña. Sírvela con ensalada

Calorías: 450

Grasa: 22 gramos

Carbohidratos: 5 gramos

Snack Caprese

Ingredientes:

- ½ libra de tomates cherry

- 2 cucharadas de pesto verde

- ½ libra de mini bolas de queso mozzarella

- Sal y pimienta para dar sabor

Pasos:

- Corta los tomates y el queso mozzarella por la mitad. Añade el pesto y mezcla

- Sirve con condimento al gusto

Calorías: 140

Grasa: 9 gramos

Carbohidratos: 2 gramos

Mousse de Chocolate

Ingredientes:

- 2 latas de leche de coco

- 1 cucharada de extracto de vainilla

- 2 cucharadas de cacao en polvo

- 1 cucharada de miel

Pasos:

- Deja la leche de coco en la nevera durante al menos 4 horas

- Abre la lata y saca la crema espesa. Guarda el agua de coco

- Bate la crema, la miel, y la vainilla durante un par de minutos. Añade el polvo de cacao y bate de nuevo

- Sírvelo en postres

Calorías: 220

Grasa: 8 gramos

Carbohidratos: 4 gramos

Frutos Secos Condimentados

Ingredientes:

- ½ libra de frutos secos al gusto

- 1 cucharada de aceite de oliva

- 1 cucharada de paprika o polvo de chili

- 1 cucharada de sal

- 1 cucharada de comino

Pasos:

- Mezcla todos los ingredientes en una sartén a media temperatura hasta que se caliente

- Deja que se enfríe y después sírvelo

Calorías: 200

Grasa: 10 gramos

Carbohidratos: 4 gramos

Cazuela baja en Carbohidratos

Ingredientes:

- 1 pollo asado

- ½ libra de bacon en cubitos

- 2 tazas de crema batida pesada

- 1 cucharada de polvo de curry amarillo

- 1 plátano

- 2 cucharadas de mantequilla

- ½ libra de setas

- 3 cucharadas de salsa de chili

- Sal y pimienta para dar sabor

- 3 cucharadas de cacahuetes salados

Pasos:

- Precalienta el horno a 205C

- Corta las setas en pequeños trozos y fríelas con bacon y mantequilla

- Condimenta al gusto y deshuesa el pollo

- Pon los trozos de pollo en un plato con el bacon y las setas. Añade el plátano

- Añade la crema batida y después pon la salsa de chili, el curry, y la sal y pimienta por encima del pollo

- Hornea durante 20 minutos y pon algunos cacahuetes por encima antes de servir

Calorías: 450

Grasa: 25 gramos

Carbohidratos: 9 gramos

Albóndigas rellenas de Mozzarella

Ingredientes:

- 2 libras de carne picada

- 1 cucharada de sal

- 2 cucharadas de agua

- Mantequilla para freír

- 1 cucharada de albahaca seca

- 2 pizcas de pimienta

- 4 onzas de queso mozzarella

Pasos:

- Pon la carne picada en un recipiente, añade las especias y el agua y mézclalo con las manos o con un tenedor

- Forma 10 empanas de alrededor de 10 centímetros de diámetro

- Corta el queso mozzarella en 10 trozos y pon uno en cada empanadilla.

- Fríelo en mantequilla hasta que se aclaren los jugos y se encoja la carne

Calorías: 220

Grasa: 12 gramos

Carbohidratos: 4 gramos

Bread Pan de ajo bajo en Carbohidratos

Ingredientes:

- 2 tazas de harina de almendra

- 2 cucharadas de polvo para hornear

- 2 cucharadas de sidra de manzana

- 3 claras de huevo

- 5 cucharadas de cáscara de psilio en polvo

- 1 cucharada de sal marina

- 2 tazas de agua hirviendo

Mantequilla de ajo:

- 4 onzas de mantequilla a temperatura ambiente

- ½ cucharada de ajo en polvo

- ½ cucharada de sal

- 2 cucharadas de perejil picado

Pasos:

- Precalienta el horno a 175C y mezcla los ingredientes

- Hierve el agua y pon el vinagre y las claras de huevo juntas para batirlos

- Forma 10 piezas y enrolla al estilo de perrito caliente

- Hornea durante 40-50 minutos

- Mezcla la mantequilla de ajo mientras que horneas mezclando todos los ingredientes y refrigerándolos.

- Cuando acabes, deja que se temple y coge la mantequilla de ajo. Corta por la mitad y añade la mantequilla por encima

- Pon el horno a 220C y hornea durante 10-15 minutos hasta que esté dorado

Calorías: 300

Grasa: 18 gramos

Carbohidratos: 5 gramos

Galletas de semillas bajas en Carbohidratos

Ingredientes:

- ½ taza de harina de almendra, semillas de calabaza, semillas de girasol, y sésamo

- 1 cucharada de sal

- 1 taza de agua hirviendo

- 1 taza de cáscara de psilio en polvo

- ¼ taza de aceite de coco derretido

- Sal marina

Pasos:

- Precalienta el horno a 150C y mezcla todos los ingredientes antes de añadir el agua y el aceite

- Pon la masa en una bandeja para hornear, condimenta con sal marina

- Hornea durante 45 minutos, comprando el estado a cada rato. Deja que se temple durante 15 minutos

- Apaga el horno y deja que se temple. Rompe el alimento en trozos y cúbrelos con mantequilla

Calorías: 110

Grasa: 10 gramos

Carbohidratos: 3 gramos

Tortitas cetogénicas

Ingredientes:

- 6 huevos

- ¾ taza de leche de coco

- 1 pizca de sal

- Mantequilla o aceite de coco

- ½ taza de harina de coco

- 2 cucharas de aceite de coco derretido

- 1 cucharada de polvo para hornear

Pasos:

- Quitar la yema de los huevos y batir las claras de huevo con sal, usando una batidora

- Batir hasta que se formen picos consistentes y dejar a un lado

- Pon la yema de huevo, la leche de coco, y el aceite, juntos, en otro recipiente

- Añade la harina y el polvo para hornear

- Pliega las claras de huevo en mantequilla, deja reposar durante 5 minutos

- Fríelas durante 1 minuto por cada lado y sírvelas con mantequilla y bayas con algo de nata batida. ¡Qué bueno!

Calorías: 330

Grasa: 14 gramos

Carbohidratos: 6 gramos

Estas 20 recetas te ayudarán a empezar la dieta LCHF más fácilmente. Son simples, efectivas, y muy buenas para tu cuerpo.

Capítulo 8: Plan Nutricional LCHF

Para mucha gente, meterse en la dieta LCHF es complicado. Sin embargo, hay muchas maneras de hacerlo más llevadero. Este capítulo va a señalar algunos planeas nutricionales que te ayudarán a seguir una dieta LCHF.

Día 1:

- Desayuno: Tortilla con verduras mixtas, fríelas en aceite de coco

- Comida: Yogur con arándanos y almendras. Puede haber también queso envuelto en mantequilla

- Snack: Bombas de Grasa, Frutos Secos/Semillas

- Cena: Hamburguesa envuelta en lechugas con verduras y salsa

Día 2:

- Desayuno: Bacon con huevos y café con aceite de coco

- Comida: Hamburguesas sobrantes con verduras

- Snack: Bombas de Grasa, Frutos Secos/Semillas

- Cena: Salmón con mantequilla y verduras

Día 3:

- Desayuno: Huevos y verduras fritas en aceite de coco

- Comida: Ensalada de camarones con aceite de oliva

- Snack: Bombas de Grasa, Frutos Secos/Semillas

- Cena: Pollo a la plancha con verduras

Día 4:

- Desayuno: Tortilla con verduras

- Comida: Batido de leche de coco con almendras, bayas y algo de col

- Snack: Bombas de Grasa, Frutos Secos/Semillas

- Cena: Bistec y verduras

Día 5:

- Desayuno: Café con coco y mantequilla

- Comida: Ensalada de pollo con aderezo de aceite de oliva

- Snack: Bombas de Grasa, Frutos Secos/Semillas

- Cena: Chuletas de cerdo con verduras de hoja

Día 6:

- Desayuno: Tortitas de Paleo

- Comida: Verduras mezcladas en salsa holandesa y un batido

- Snack: Bombas de Grasa, Frutos Secos/Semillas

- Cena: Hamburguesas de bisonte envueltas en lechuga con verduras de hoja

Día 7:

- Desayuno: Bacon y huevos, o tortitas cetogénicas

- Comida: Quesadilla cetogénica con ensalada

- Snack: Bombas de Grasa, Frutos Secos/Semillas

- Cena: Pescado a la parrilla con verduras y mantequilla

Este plan alimenticio puede sustituirse con las recetas que te di en el anterior capítulo. Como puedes ver, algunas fueron incorporadas, pero si no eres súper bueno en la cocina, siempre tienes la posibilidad de sustituirlas.

Para un snack, recomiendo volver al capítulo anterior y buscar el que sea perfecto para ti. Busca los que sean apropiados, y a partir de ahí, prepáralos antes de salir de casa. Siempre recomiendo las bombas de Grasa como un buen ejemplo de snack. Los frutos secos y las semillas son también buenos snack, pero recuerda que contienen algunos Carbohidratos, así que no te excedas comiéndolos.

Si trabajas fuera de casa, que es el caso de mucha gente, hay una manera de incorporar todas estas comidas en tu día a día. Debes asegurarte de que tienes un plan alimenticio preparado cada día, y debes asegurarte también de seguirlo. Si tienes que hacer muchas comidas, cocínalas la noche anterior, y llévatelas en pequeños Tupperware a tu trabajo. Si tienes un microondas puedes calentarlas, pero sino, llévate ensaladas y comida que no se echen a perder. Puedes hacerlo también con las cenas, preparándolas antes de tiempo.

Si necesitas un postre, por la razón que sea, en el anterior capítulo puedes encontrar postres y snacks. Pruébalos, y comprueba si te funcionan. Puedes encontrar también otros postres bajos en Carbohidratos, de manera que no te estés privando siempre de esto.

Este capítulo se centró en planes alimenticios para tu dieta LCHF. Deberías tener un conocimiento más profundo de este tipo de dieta y, a partir de ahí, podrás crear tus propias comidas.

Conclusión

Gracias por invertir tu tiempo en leer este libro.

Seguir una dieta baja en Carbohidratos y alta en Grasas es algo que nos suele costar, pero con este libro, has podido ver que es posible, y cómo tú serás capaz de seguirla. El estilo de vida LCHF es una lucha para algunos, pero al haber acabado el libro, tendrías que haber sido capaz de ver el impacto que provoca, y cómo meterse en esta dieta.

Con eso dicho, es momento de dar el siguiente paso. El siguiente paso es simple pero efectivo, y consiste en empezar con la dieta LCHF. Deberías empezar a incorporar un estilo de vida bajo en carbohidratos, y deberías asegurarte de que está todo en orden antes de empezar. Consulta a tu médico antes de comenzar, y asegúrate de saber lo que estás haciendo. Te mereces tener la mejor salud posible, y es en ese sentido en donde esta dieta te va a beneficiar.

Si te gustó el libro, te pediría que me dejaras una reseña en Amazon. Aprecio tu opinión sincera, y me ayuda a seguir produciendo libros de alta calidad.

Simplemente HAZ CLICK AQUÍ para dejar una reseña, o visita mi página web www.fatadapteddoc.com.

Otros Libros de Este Autor

¡Espero que disfrutaras leyendo este libro! He trabajado mucho en estudiar e investigar el Ayuno Intermitente, las Dietas Cetogénicas, los Estilos de vida Bajos en Carbohidratos y altos en Grasa, la Adaptación a la Grasa, y el Entrenamiento de Ritmo Cardiaco.

Tengo otros libros escritos por mí en Amazon que pueden interesarte. Debajo hay una lista de mis otros libros, además de un link a sus páginas de Amazon.

Ayuno Intermitente: 6 Métodos Efectivos Para Perder Peso, Ganar Músculo, Aumentar tu Metabolismo, Hacerte Cetogénico, y Estar Sano

Plan Dietético Cetogénico: Plan Alimenticio de 30 días, 50 Recetas Quemadoras de Grasa para Perder Peso Rápidamente y Tener una Energía Interminable

20+ Mejores Recetas y Planes Alimenticios LCHF Semanales, LCHF Explicado, Dieta Cetogénica y Entrenamiento Adaptado a la Grasa

Sobre el Autor

El Dr. Dan Foss se graduó en el Colegio de Quiropráctica de los Estados del Oeste (Western States Chiropractic College) en 2003. Su novedosa perspectiva sobre la salud, la nutrición y el ejercicio ha ayudado a miles de personas, no solo a recuperarse de alguna enfermedad, sino a mantener un buen estado de salud durante toda su vida. Su objetivo como Quiropráctico es ayudar a educar a la gente a entender cómo funciona el cuerpo humano para que sean capaces de realizar las mejores decisiones en cuanto a salud y bienestar. Durante los últimos 13 años, ha practicado la Quiropráctica, y desde hace 7 años es propietario y trabajador de Pura Vida Chiropractic, un centro de bienestar que se encuentra en San Antonio, Texas. Cuando no está trabajando, es padre, marido, entrenador, mentor, y atleta de resistencia amateur. Actualmente, está entrenando para su primera ultra maratón 50k en las montañas del Parque Nacional de Big Bend.

www.ingramcontent.com/pod-product-compliance
Lightning Source LLC
Chambersburg PA
CBHW060214290526
45789CB00003B/1269